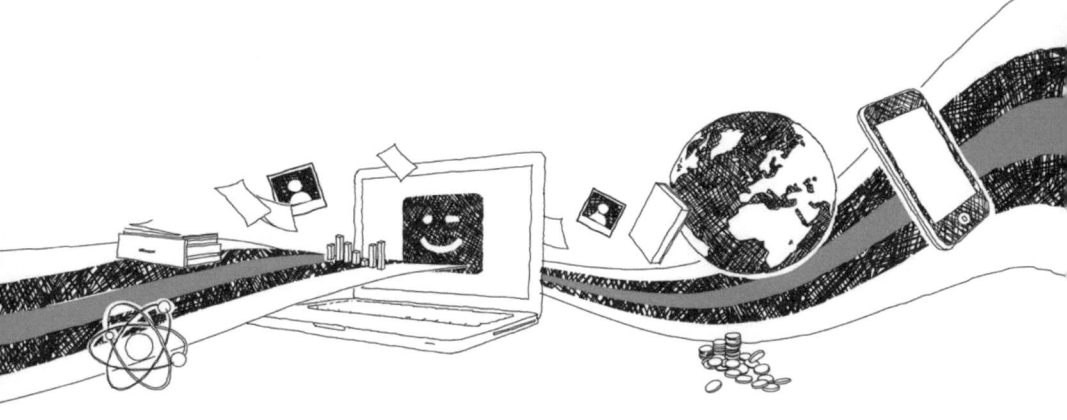
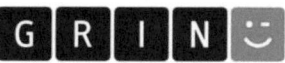

Erstellung eines multimodalen Stressbewältigungskonzeptes

Mark Baumann

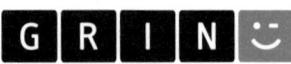

Bibliografische Information der Deutschen Nationalbibliothek:

Die Deutsche Nationalbibliothek verzeichnet diese Publikation in der Deutschen Nationalbibliografie; detaillierte bibliografische Daten sind im Internet über http://dnb.d-nb.de abrufbar.

ISBN: 9783346991973
Dieses Buch ist auch als E-Book erhältlich.

Druck und Bindung: Books on Demand GmbH, Norderstedt Germany
Gedruckt auf säurefreiem Papier aus verantwortungsvollen Quellen

Das vorliegende Werk wurde sorgfältig erarbeitet. Dennoch übernehmen Autoren und Verlag für die Richtigkeit von Angaben, Hinweisen, Links und Ratschlägen sowie eventuelle Druckfehler keine Haftung.

Das Buch bei GRIN: https://www.grin.com/document/1437076

Deutsche Hochschule für
Prävention und Gesundheitsmanagement
Saarbrücken

Hausarbeit

Name, Vorname	Baumann, Mark
Studiengang	Master of Arts Prävention und Gesundheitsmanagement
Studienmodul	Stressmanagement 1
Datum Präsenzphase (siehe Ergebnisdokumentation)	18.01.23-20.01.23
Aufgabe	Erstellung eines multimodalen Stressbewältigungskonzeptes

Inhaltsverzeichnis

1 Zielgruppe

Bei dem thematisierten Unternehmen handelt es sich um ein Großunternehmen in der Schwerindustrie. Zur Zielgruppe gehören sowohl Produktions- als auch Management-arbeiter.

1.1 Beschreibung der Zielgruppe

Das Musterunternehmen hat 1500 Mitarbeiter in Arbeitnehmerschaft. Davon arbeiten 1250 in der Produktion und 250 im Management.

78% der Mitarbeiter sind männlich und 22% weiblich.

Altersverteilung der Mitarbeiter:

- 15% (225) liegen zwischen 16-29 Jahren
- 20% (300) liegen zwischen 30-39 Jahren
- 10% (150) liegen zwischen 40-49 Jahren
- 35% (525) liegen zwischen 50-59 Jahren
- 20% (300) liegen über 60 Jahren

Das Unternehmen besteht vorwiegend aus älteren Mitarbeitern (55% sind älter als 50 Jahre).

Managementarbeiter weisen oft einen Bewegungsmangel vor, da sie über einen längeren Zeitraum ihrer Arbeit eine sitzende Tätigkeit ausüben. Dies kann u.A. zu Übergewicht oder Rückenschmerzen führen.

Die Produktionsarbeiter haben das Risiko, dass die oftmals schwere Lasten heben und tragen müssen. Außerdem ist ihr Arbeitsbereich anfälliger für Arbeitsunfälle. Somit besteht hier ebenfalls die Gefahr von chronischen Rückenbeschwerden, aber auch für akute Verletzungen.

1.2 Mögliche Belastungsbereiche und Stressoren

Im Unternehmen können verschiedene Arbeitsbereiche unterschiedliche Stressoren mit sich bringen.

Im Bereich der Produktion können äußere Bedingungen, also Arbeitsumgebung, ein Auslöser für Stressoren sein. Ein klassisches Beispiel hierfür ist die laute Lärmbelastung in der Produktionsstätte.

Jedoch auch der Arbeitsinhalt kann Stress begünstigen. Produktionsarbeiter, die am Fließband arbeiten haben eine sehr monotone und auch oft einseitige Belastung, dies kann durch Unterforderung der kognitiven Leistungen zu einer Stressreaktion führen.

Letztlich kann auch eine neue Arbeitsform in der Produktion zu Stress führen. Wenn, durch ständige Innovationen, neue Produkte hergestellt werden müssen, welche zuvor nie produziert wurden, kann dies zu einer Stressreaktion führen, aufgrund nicht bekannter Anforderung.

Im Management können beispielsweise der Arbeitsinhalt ein möglicher Stressor sein. Falls die zeitliche Anforderung zu hoch gesteckt ist und somit unter Zeit- bzw. Termindruck gearbeitet werden muss.

Ebenfalls kann es durch die sitzende Tätigkeit ohne Ausgleich zu Rückenbeschwerden kommen und somit Schmerzen als Stressor zum Resultat haben.

Die 5 möglichen Stressoren zusammengefasst:
1. Lärm (äußerer Stressor)
2. Unterforderung (psychisch-mentaler Stressor)
3. neue Arbeitsanforderungen (äußerer Stressor)
4. Zeitdruck/Leistungsdruck (psychisch-mentaler Stressor)
5. Schmerzen (äußerer Stressor)

2   Zielsetzung

Das Ziel des Stressbewältigungskonzeptes ist es sowohl in der Produktion als auch im Management den Stressoren entgegenzuwirken und den Mitarbeitern möglichst viele Ressourcen zu vermitteln.

Die Stressoren bestehen aus psychisch-mentalen und äußeren Stressoren. Somit ist Ziel 1 die Bekämpfung der psychisch-mentalen Stressoren und Ziel 2 die Bekämpfung der äußeren Stressoren.

2.1   Ziel 1 des Konzeptes

Tab. 1: Ziel 1 des Konzeptes

Ziel:
• Bewältigung der psychisch-mentalen Stressoren
Inhalt:
• Steigerung der nötigen Ressourcen
Ausmaß:
• Anpassung der Anforderungen im Managementbereich/ Entlastung der Mitarbeiter (Verbesserung der Mitarbeiterwahrnemung um mind. 2 Punkte; im Vergleich zur Ausgangsbefragung);(siehe Anhang)   • Anpassung der Arbeitsaufgaben im Produktionsbereich/ Abbau monotoner Arbeitsstellen (Verbesserung der Mitarbeiterwahrnemung um mind. 2 Punkte; im Vergleich zur Ausgangsbefragung) ;(siehe Anhang)
Zeit:
• Durchführung der Maßnahmen innerhalb der nächsten 2 Jahre

2.2 Ziel 2 des Konzeptes

Tab. 2: Ziel 2 des Konzeptes

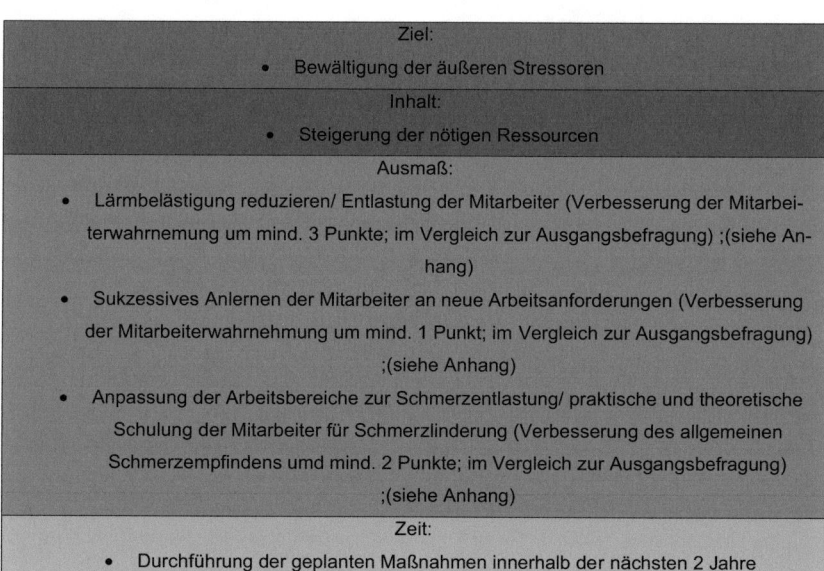

Ziel:
• Bewältigung der äußeren Stressoren
Inhalt:
• Steigerung der nötigen Ressourcen
Ausmaß:
• Lärmbelästigung reduzieren/ Entlastung der Mitarbeiter (Verbesserung der Mitarbeiterwahrnemung um mind. 3 Punkte; im Vergleich zur Ausgangsbefragung) ;(siehe Anhang) • Sukzessives Anlernen der Mitarbeiter an neue Arbeitsanforderungen (Verbesserung der Mitarbeiterwahrnehmung um mind. 1 Punkt; im Vergleich zur Ausgangsbefragung) ;(siehe Anhang) • Anpassung der Arbeitsbereiche zur Schmerzentlastung/ praktische und theoretische Schulung der Mitarbeiter für Schmerzlinderung (Verbesserung des allgemeinen Schmerzempfindens umd mind. 2 Punkte; im Vergleich zur Ausgangsbefragung) ;(siehe Anhang)
Zeit:
• Durchführung der geplanten Maßnahmen innerhalb der nächsten 2 Jahre

2.3 Begründung der Ziele

Die Ziele wurden ausgewählt, um die aus Aufgabe 1 herausgefilterten Stressoren zu bekämpfen.

Die Anpassung der Anforderungen im Managementbereich sollen die Mitarbeiter entlasten. Durch diese Entlastung steigert sich nicht nur die Arbeitszufriedenheit der Mitarbeiter, sowohl die Arbeitsleistung steigt an als auch der Stress kann somit reduziert werden.

Durch die Anpassung der Arbeitsaufgaben im Produktionsbereich können monotone Arbeitsstellen abgebaut werden und durch neue abwechslungsreichere Stellen ersetzt werden. Somit bekommen die Mitarbeiter wieder neue Motivation.

Die Reduzierung der Lärmbelästigung hat ebenfalls eine Entlastung der Mitarbeiter zur Folge. Wie auch bei den zuvor genannten Maßnahmen werden hier Stress reduziert und das allgemeine Wohl der Mitarbeiter gestärkt.

Das sukzessive Anlernen der Mitarbeiter an neue Arbeitsanforderungen hilft dabei die Stressreaktion zu senken. Anstatt von jetzt auf gleich neue Arbeitsabläufe zu lernen, können die Mitarbeiter schrittweise herangeführt werden.

Letztlich ist die Anpassung der Schmerzentlastung essenziell für beide Arbeitsbereiche. Hier werden praktische als auch theoretische Schulungen mit allen Mitarbeitern durchgeführt. So können aktive Bewegung und theoretischen Wissen vereint werden.

Bei allen Maßnahmen ist das primäre Ziel die Stressreduktion. Jedoch bleibt zu erwähnen, dass dies mehrere positive Auswirkungen mit sich bringt. So kann zum Beispiel die Arbeitszufriedenheit gesteigert werden, die Arbeitsfähigkeit kann gesteigert werden und der Krankenstand verringert werden.

3 Grobplanung des Konzeptes

3.1 Inhaltlich-organisatorische Grobplanung

Für das Konzept werden verschiedene Kurse geplant. Vier dieser Kurse sind einmalige Termine mit den Führungskräften des Unternehmens und den zuständigen Bereichsleitern. Hier werden für die Stressoren, welche Arbeitsumgebung, Arbeitsinhalt und Arbeitsformen umfassen, Seminare gehalten und vorgestellt wie man dies umstellen könnte.

Für den Stressor der Schmerzlinderung werden mit einer Gruppe aus je 25 Mitarbeitern über einen bestimmten Zeitraum Kurse und Seminare durchgeführt. Diese haben zum Ziel Praxis und Theorie zur Schmerzlinderung zu vermitteln und zu verbinden. Nach dem gesetzten Zeitraum werden die nächsten 25 Mitarbeiter in den Kursen und Seminaren geschult bis alle Mitarbeiter des Unternehmens geschult wurden.

Tab. 3: Grobplanung Stressoren 1-4

Grobplanung Stressoren 1-4	
Planungspunkte	**Beschreibung**
Übergeordnete Kursziele	• Darlegung der Notwendigkeit die angesprochenen Stressoren zu bekämpfen • Entwickeln eines Interventionsprogramms und dessen Durchführung • Instrumente bereitstellen für Mitarbeiter, um Nachhaltigkeit zu gewährleisten • Evaluationsprogramm entwickeln
Kursdauer	• Einmaliges Meeting
Kurseinheiten	• Einmaliges Meeting
Zeitliche Aufteilung	• 120 Minuten
Teilnehmerzahl	• Vorstand, Betriebsrat, Arbeitssicherheit, Arbeitsschutz, BGM
Kursleiter (Qualifikation) + Vertretung	• BGM-Beauftragter (Master Gesundheitsmanagement) + externer Rehatrainer (Lizenz Rehasport)
Methodik (Hinweise zur Umsetzung)	• Vorstellung des aktuellen Standes • Prognose der Verschlimmerung der Stressoren • Folgeschäden durch Stress darlegen • Kostenrechnung darlegen (Ersparnis durch Senkung des Krankenstandes, etc.) • Erstellung eines Interventionsprograms • Möglichkeiten zur Umstrukturierung der Arbeitsbereiche anbieten

In der oben dargestellte Tabelle finden mehrere Strategien des multimodalen Stressmanagements Anklang. Durch diese Umstrukturierung wird ein strukturielles Stressmanagement angewandt. Die Arbeitsbedingungen und Arbeitsabläufe sollen gesundheitsförderlich umgestaltet werden. Dies wird durch ein fachlich qualifiziertes Personal durchgeführt.

Zum einen wird eine problemorientierte Stressbewältigung durchgeführt, da auf die vorhanden Probleme eingegangen wird und ein Großteil der bereits angesprochenen Stressoren auch von der Führungsebene bearbeitet werden muss. Nur mit der Umstrukturierung durch die Führungsebene können die Auswirkungen der Stressoren auf den einzelnen Mitarbeiter reduziert werden.

Die Anpassungen in Bezug auf die Stressoren Lärm, Monotonie, Zeitdruck und unbekannte Arbeitsabläufe müssen in ihrer Struktur angegangen werden. Beispielsweise das Anschaffen von Ohrenschützer für Produktionsarbeiter. Aber auch die Entzerrung des Zeitplans für Managementarbeiter müssen von der Unternehmensspitze durchgeführt werden.

Zum Anderen wird eine Stressbewältigung im Rahmen des Salutogenese-Modells praktiziert. Dieses Modell handelt von einem Kontinuum zwischen Stressoren und Ressourcen. Je nachdem welche Seite überwiegt, tendiert der Gesundheitszustand eher zu „krank" oder eher zu „gesund" (Antonovsky, 1979). Durch das Schaffen zusätzlicher Ressourcen bzw. durch die Reduzierung der Stressoren, kann das Kontinuum im Unternehmen weiter in Richtung „gesund" wandern.

Diese Strategien wurden gewählt, da aufgrund der Zielsetzung ein strukturelles Stressmanagement am sinnvollsten ist. Da hier arbeitsorganisatorische Vorgänge geändert werden, muss dies über eine generelle Umstrukturierung geschehen. Individuelle Stressverstärker sind bei der beschriebenen Zielgruppe das hohe Alter. Durch zunehmendes Alter werden beispielsweise körperliche Ressourcen weniger. Daher begünstigt dies die Verstärkung vorhandener Stressoren. Es können mögliche Stressreaktionen wie Burn-out oder Depressionen entstehen.

Tab. 4: Grobplanung Stressor 5

Grobplanung Stressor 5	
Planungspunkte	Beschreibung
Übergeordnete Kursziele	• Verbesserung körperlicher Funktionalität • Verbesserung des eigenen Kohärenzsinns • Steigerung des Gesundheitsbewusstseins und des Gesundheitswissens
Kursdauer (in Wochen)	• 4 Wochen
Kurseinheiten (Anzahl/Woche + Dauer/Einheit)	• 4 Einheiten/Woche • 60 Minuten/Einheit
Zeitliche Aufteilung (Theorie + Praxis	• 40 Minuten Theorie • 20 Minuten Praxis
Teilnehmerzahl	• 60 Mitarbeiter
Kursleiter (Qualifikation) + Vertretung	• BGM-Beauftragter (Master Gesundheitsmanagement) + Rehatrainer (Rehasportlizenz)
Methodik (Hinweise zur Umsetzung)	• Vermitteln praktischer Übungen zur Schmerzlinderung • Vermitteln praktischer Übungen zur Schmerzprävention • Vermitteln von Wissen über Schmerzentstehung • Vermitteln von Wissen über rückengerechte Haltung (Sitzen, Heben, etc.) • Vermitteln von Wissen über mögliche Langzeitfolgen von Schmerz und Stress

In der Grobplanung zu Stressor 5 werden wieder mehrere Strategien des multimodalen Stressmanagements bearbeitet.

Es werden Selbstmanagement-Kompetenzen vermittelt. Durch die praktischen Übungen können alle Mitarbeiter nach Bedarf für sich selbst den Stressoren entgegenwirken. Das bedeutet, dass die eigenen Kompetenzen zur Stressbewältigung gestärkt wurden und somit der Stressor geschwächt wurde. Außerdem kommen hier Elemente des individuellen Stressmanagements zum Zuge. Es wird direkt am Stressor angesetzt und durch kör-

perliche Aktivität kann der Stress abgebaut werden (kurzfristig palliative Stressbewältigung).

Die Rolle der körperlichen Aktivität wird in den Fokus gerückt.

Da der Altersschnitt des Unternehmens recht hoch ist, ist es wichtig den Erhalt der körperlichen Leistungsfähigkeit zu fokusieren. Bewegungsmangel kann zu verschiedenen
Problemen führen, welche den Stressor Schmerz deutlich verstärken. Diese Probleme
sind u.A.: Übergewicht, Haltungsschwächen, depressive Verstimmung, etc. (Kaluza,
2005).

Der Ansatz des individuellen Stressmanagements wurde gewählt, da Schmerz für jeden
individuell ist. Mit der Anleitung zu körperlichen Übungen sowie den Hibtergrundwis-
sen über mögliche Folgen kann jedem individuell die Notwendigkeit der Stressbewältigung angebracht werden. Aufgrund des hohen Alters der Zielgruppe sind Schmerzen
Verstärker für weitere Stressoren, wie schlechte Work-Life-Balance oder auch Ärger/
Gereiztheit. Diese Stressoren können ebenfalls in schwerwiegende psychische Krank-
heiten wie Burn-Out oder Depressionen münden.

3.2 Ressourcenplanung/Kostenkalkulation

Tab. 5: Ressourcenplanung/Kostenkalkulation

Position	Produkt, Leistung, etc.	Einzelpreis	Gesamtbetrag
1	Gymnastikmatten (60 Stück)	14,90€	894,00€
2	Gymnastikhanteln 2 kg (60 Stück)	9,00€	540,00€
3	Seminarraum	---	vorhanden
4	Pausenraum	---	vorhanden
5	BGM-Beauftragter	---	vorhanden
6	Beamer + Leinwand	---	vorhanden
7	Rehatrainer	15€/Stunde	900€ (für die zwei Jahre gerechnet mit 60 Urlaubstagen des BGM-Beauftragten
Gesamtbetrag			2.334,00€

4 Dokumentation und Evaluation

Tab. 6: Übersicht Dokumentation und Evaluation des Ziels 1

Überge-ordnetes Kursziel	Messbares Interventions-ziel	Zielindikator	Erhebungs-methode	Erhebungs-instrument	Messzeit-punkt (t)
Bewälti-gung der psychisch-mentalen Stressoren	Mitarbeiter-wahrnemung auf einer Punk-teskala 1-10 ➜ Quali-tativer Indika-tor	Durchschnittli-che Mitarbei-terwahrnemung von maximal 3 Punkten	Befragung	Fragebogen	Ausgangs-lage (t_0), Befragung nach ei-nem Jahr (t_1), Befragung nach Ende der Um-strukturie-rung (t_2)

Tab. 7: Dokumentation und Evaluation des Ziels 2

Überge-ordnetes Kursziel	Messbares Interventions-ziel	Zielindikator	Erhebung-methode	Erhebungs-instrument	Messzeit-punk (t)
Bewälti-gung der äußeren Stressoren	Mitarbeiter-wahrnemung auf einer Punk-teskala ➜ Quali-tativer Indika-tor	Durchschnittli-che Mitarbei-terwahrnemung von maximal 3 Punkten	Befragung	Fragebogen	Ausgangs-lage (t_0), Befragung nach ei-nem Jahr (t_1), Befragung nach Ende der Um-strukturie-rung (t_2)

Für die übergeordneten Ziele wird eine Ergebnisevaluation herangezogen. Da in Aufgabe 2 eine Reduzierung der Mitarbeiterwahrnemung das Ziel ist bietet sich der Vorher-Nachher-Vergleich an. Hier wird, wie in Tabelle 5 beschrieben, eine Messung zu Beginn der Umstrukturierung und eine Messung am Ende durchgeführt. Jedoch wird dies kombiniert mit einer Prozessevaluation. Da nach der Hälfte der geplanten Laufzeit, also nach einem Jahr, eine Zwischenmessung gemacht wird. Mit diesem Ergebnis kann dann eine erste Prognose für das Gesamtkonzept erstellt werden. Bei negativen Ausschwankungen hat man so zusätzlich die Möglichkeit zu reagieren und die Maßnahmen anzupassen, um am gewünschten Zielwert anzukommen.

5   Literaturverzeichnis

Antonovsky, A. (1979). *Health, stress, and coping.* San Francisco: Jossey-Bass.

Kaluza, G. (2005). *Stressbewältigung. Trainingsmanual zur psychologischen Gesundheitsförderung.* Heidelberg: Springer.

6   Tabellenverzechnis

Anhang

Anhang 1:

1. Welcher Altersgruppe gehören Sie an?	o 16-29 Jahre
	o 30-39 Jahre
	o 40-49 Jahre
	o 50-59 Jahre
	o 60+ Jahre
2. Welchem Geschlecht gehören Sie an?	o Weiblich
	o Männlich
	o Divers

3. Wie schätzen Sie Ihren aktuellen körperlichen Gesundheitszustand ein? (1 = sehr schlecht; 10 = sehr gut)	1	2	3	4	5	6	7	8	9	10
	o	o	o	o	o	o	o	o	o	o

4. Wie hoch ist Ihre Stressbelastung auf der Arbeit? (1 = nicht vorhanden; 10 = maximal)	1	2	3	4	5	6	7	8	9	10
	o	o	o	o	o	o	o	o	o	o

5. Wie oft haben Sie physische oder psychische Schmerzen auf der Arbeit? (1 = gar nicht; 10 = ununterbrochen)	1	2	3	4	5	6	7	8	9	10
	o	o	o	o	o	o	o	o	o	o

6. Wie stark sind Ihre Schmerzen? (1 = nicht vorhanden; 10 = unerträglich)	1	2	3	4	5	6	7	8	9	10
	o	o	o	o	o	o	o	o	o	o

7. Welche Stressbelastung belastet Sie am ehesten?	o Lärm
	o Zeitdruck
	o Neue Arbeitsabläufe
	o Schmerzen
	o Monotonie
	o Soziale Umgebung
	o Räumliche Umgebung
	o Arbeitszeiten
	o Sonstiges: _____